Sumário

A COLEÇÃO SIMPLIFICANDO SUA VIDA 2
ALGUMA DÚVIDA DE QUE SEU CORPO É UMA MÁQUINA? 4
QUAIS SÃO OS COMBUSTÍVEIS ACEITOS PELO NOSSO CORPO? 6
PARA QUE COMEMOS? 7
NECESSIDADE X PRAZER 8
OS MACRONUTRIENTES 9
OS MICRONUTRIENTES 10
A ÁGUA 11
CLASSIFICAÇÃO DOS ALIMENTOS 12
PRESTANDO ATENÇÃO NA COMPOSIÇÃO DOS ALIMENTOS 16
PROCESSO DIGESTIVO 19
COMPORTAMENTO ALIMENTAR 20
A FISSURA POR PERDA DE PESO 22
ENVOLVA SUA FAMÍLIA OU AS PESSOAS DE SUA CONVIVÊNCIA PRÓXIMA 23
ATIVIDADE FÍSICA (ESSA NÃO PODERIA FALTAR) 24
CONGELAMENTO DE ALIMENTOS 25
AUTOCUIDADO 28

A COLEÇÃO SIMPLIFICANDO SUA VIDA

A coleção "SIMPLIFICANDO SUA VIDA" propõe trazer guias práticos para soluções de questões inerentes a situações rotineiras, mas que muitas pessoas têm dificuldades de resolver ou lidar, muitas vezes deixando pendentes ou pagando caro para outras pessoas resolverem para si.

Não se trata de desmerecer a atuação de profissionais como médicos, advogados, engenheiros, nutricionistas, chefes de cozinha, entre outros de suma importância, mas apenas propor aos leitores uma reflexão e traçar uma linha de corte, no sentido de "até onde consigo ir sozinho" ou "a partir daqui peço ajuda" (e pago por isso).

Quem me conhece sabe que não sou exatamente um religioso, mas que, exceto os dogmas, admiro muito a sabedoria passada pelas religiões, então trago como lema de vida a frase "tudo me é permitido, mas nem tudo me convém" (Corintos, 6:12). É possível que o leitor esbarre com essa sentença diversas vezes ao ler meus livros. O que quero trazer com isso? A experiência relatada é minha e funciona comigo. A decisão de seguir exatamente igual, ou adaptar parte à sua vida, ou mesmo fazer tudo radicalmente oposto, é somente sua e sempre será uma decisão legítima, afinal estará decidindo sobre a sua própria vida. Entendo que ensinar é economizar o tempo de outra pessoa, que pode já aprender com meus erros e acertos, mas também pode optar por trilhar seu próprio caminho e tirar suas próprias conclusões. Aqui mostro apenas caminhos possíveis, jamais ousaria afirmar que é o melhor caminho ou o mais correto. A vida é sua!

As decisões de fazer ou comprar (contratar) fazem parte de qualquer empresa. Sempre há necessidade de escolha, o que será feito internamente com a própria equipe e o que será contratado. E não se engane. Cada um de nós tem que gerenciar essa empresa que é nossa vida. Nas decisões de fazer ou comprar, sempre temos que analisar custos e benefícios de cada escolha. Espero que essa coleção te ajude a tomar a melhor decisão. Seja feliz!

ALGUMA DÚVIDA DE QUE SEU CORPO É UMA MÁQUINA?

Já parou para pensar na semelhança entre o corpo humano e uma máquina? São muitas. O corpo humano é uma máquina. E das boas.

E toda máquina precisa de uma fonte de energia, como por exemplo hidrogênio, eletricidade (que pode ser de origem hidrelétrica, solar, nuclear, eólica), combustíveis fósseis (gasolina, diesel, gás, carvão mineral), biocombustíveis (etanol, biodiesel), entre outros. Como dizem atualmente, já contradizendo o antigo ditado "quem trabalha de graça é relógio", nem o relógio trabalha de graça, afinal você tem que alimentá-lo com uma bateria ou dando corda, e quando acaba a corda ou a bateria, ele te deixa na mão sem dó nem piedade.

O nosso corpo não é diferente. Precisamos fornecer combustível para ele continuar funcionando. E o combustível vem dos alimentos que ingerimos.

Aí é que está. Você que é proprietário de um automóvel, sabe bem que se o motor é à gasolina, não é benéfico abastecer com álcool ou diesel, e vice-versa. Também é sabido por todos que abastecer em postos com combustíveis de origem duvidosa geralmente leva a problemas a médio-longo prazo.

Então, fica a reflexão: por que nos importamos com o alimento que damos ao nosso automóvel e geralmente não nos importamos com o alimento que colocamos dentro do nosso corpo? Há um agravante nisso, pois se o motor do carro pifar, certamente teremos problemas financeiros indesejados, mas podemos ainda assim consertar ou mesmo trocar de carro. Podemos ainda ficar a pé e continuar vivendo. MAS E SE O NOSSO MOTOR PIFAR? Muitas vezes não há oportunidade de conserto.

Então espero que esse pequeno texto introdutório lhe sirva pelo menos para reflexão sobre o combustível que nosso corpo precisa e o combustível que você anda abastecendo. Só em parar para pensar no assunto já é um grande avanço. Dessa reflexão surgirão as atitudes, certamente.

QUAIS SÃO OS COMBUSTÍVEIS ACEITOS PELO NOSSO CORPO?

Ainda na comparação com um automóvel, nosso corpo é uma espécie de motor flex. Um automóvel com motor flex aceita qualquer composição entre álcool e gasolina. Nosso combustível é uma composição de macro nutrientes e micronutrientes, não esquecendo da água, que se for possível comparar, tem função mais ou menos parecida com a do óleo lubrificante em um veículo.

Então na prática o nosso organismo não "enxerga" se estamos comendo arroz, feijão, frutas, linguiça, doce, carne de boi, soja, cerveja, suco, pão, macarrão, nada disso. Ele apenas computa os macro e micronutrientes que estão contidos neles. E cabe a nós buscar uma proporção adequada nesse fornecimento. Aí é que começa a "brincadeira"....

Não se trata aqui de "vomitar" nenhuma dieta milagrosa, com proibições a alimentos A ou B. É apenas um resgate à principal função da alimentação, que é NUTRIR o corpo. Através de reflexões, o próprio indivíduo se torna apto a escolher a composição ideal de alimentos para sua vida, sem paranoias.

PARA QUE COMEMOS?

Em primeiro lugar, para nos nutrir e para fornecer energia ao funcionamento normal do organismo.

Porém sabemos que isso só não basta. Até as famosas comidas de astronautas já melhoraram muito no aspecto e no sabor. Antes eram processados dentro de tubos parecidos com pasta de dente, com aspecto horrível, embora contivessem os nutrientes adequados. Hoje já há pratos bem semelhantes aos que se comem em terra firme. A comida tem sim o papel de também nos dar prazer quando comemos, além de nos nutrir.

Além disso, a comida tem o papel inegável de fazer parte das confraternizações. Um café da manhã ou almoço entre colegas de empresa pode ser muito benéfico ao ambiente de trabalho, almoços em família, jantares românticos, celebrações em geral são muito boas socialmente. Todas envolvem comida. Não vá chamar os amigos para uma festa e não servir nada!!

NECESSIDADE X PRAZER

O ser humano tem necessidade fisiológica de se alimentar, mas seu funcionamento psíquico e o contexto sociocultural em que vive irão modular esse comportamento.

A relação que estabelecemos com o alimento se desenvolve desde o início da vida. O bebê com fome tem uma experiência desagradável e a mãe, quando o alimenta, livra-o desse desconforto e lhe traz uma vivência de satisfação.

Essa experiência fica registrada numa representação psíquica dessa experiência, criando-se uma associação entre amamentação, prazer e afeto.

A relação afetiva com o alimento, uma vez aprendida, será levada por toda vida. Entretanto, ela será a todo o tempo reinventada, de acordo com características pessoais e com o contexto.

OS MACRONUTRIENTES

Os macronutrientes compõem a base de nossa alimentação. Estão presentes praticamente em todos os alimentos, em proporções variadas, claro. Fornecem força e energia para nosso corpo. São eles os carboidratos, as proteínas e os lipídios. Carboidratos são também chamados de açúcares e lipídios são também chamados de gorduras.

Parando para pensar nesses macronutrientes, já se pode deparar com algumas surpresas, do tipo "comendo pão de sal, estou ingerindo açúcar?" Resposta: sim, e muito, afinal o pão é um alimento rico em carboidratos. Bebendo cerveja, que não é doce, estou ingerindo açúcar? Muito! Bebendo *Coca-Cola*, que é doce, estou ingerindo sal? Muito!

OS MICRONUTRIENTES

Os micronutrientes são as fibras, vitaminas e sais minerais. São chamadas de micro não por serem de menor importância que os macronutrientes, mas pela nossa necessidade diária de ingestão e absorção em quantidades menores pelo corpo humano. São de grande importância no funcionamento do organismo.

As vitaminas permitem o equilíbrio do organismo, regulam os processos metabólicos e atuam no crescimento. Por isso uma dieta carente em vitaminas na infância provoca impactos em toda a vida do indivíduo.

As fibras atuam no funcionamento intestinal, regulam a glicemia e equilibram os níveis de colesterol.

Os sais minerais são ótimos antioxidantes e contribuem na manutenção dos tecidos e atuam no funcionamento das células nervosas.

A ÁGUA

Essa é fundamental à vida. Não adianta ingerir quantidade adequada de macro e micronutrientes, se não beber água. Na livre comparação com um veículo, não adianta abastecer com a melhor gasolina de alta octanagem sem manter óleo adequado, pois o motor mais cedo ou mais tarde irá se fundir.

Sem a água não é possível que as diversas reações químicas necessárias à sobrevivência ocorram.

A água é o principal componente de nossas células, representa cerca de 70% do nosso peso corporal. Atua na digestão, na regulação de temperatura, no suor, nas lágrimas, enfim, ela é fundamental. Já houve registros de pessoas sobrevivendo em prolongado jejum de alimentos, porém sem beber água dificilmente se sobrevive uma semana ou mais.

Em resumo, beba bastante água! Fala-se em 2,5 a 3 litros de água por dia como o consumo recomendado, lembrando que não necessariamente bebendo esse volume de água pura, esse consumo inclui a água que ingerimos embutida em frutas, sucos ou alimentos em geral. As bebidas alcóolicas contribuem negativamente nesse quesito, pois embora contenham água, tem alto poder desidratante.

CLASSIFICAÇÃO DOS ALIMENTOS

Os alimentos podem ser classificados em 'in natura', 'minimamente processados', 'processados' e 'ultra processados'.

Os alimentos in natura são obtidos diretamente de plantas ou animais (como frutas, legumes, ovos) e adquiridos para consumo sem que tenham sofrido qualquer alteração (limpeza, remoção de partes não comestíveis, secagem, embalagem), após deixarem a natureza.

Os minimamente processados são os alimentos in natura que, antes de sua aquisição, foram submetidos a pequenas alterações, do tipo limpeza, remoção de partes não comestíveis ou indesejáveis, fracionamento, moagem, secagem, fermentação, pasteurização, refrigeração, congelamento. Atenção: para ser considerado minimamente processado, não pode haver agregação de sal, açúcar, gorduras ao alimento original. Podem ser grãos secos, polidos e empacotados ou moídos na forma de farinhas, raízes e tubérculos lavados, cortes de carne resfriados ou congelados, oleaginosas (sem açúcar, sal, gordura) e leite pasteurizado, UHT, em pó ou iogurte sem adição de açúcar.

Alimentos processados já se diferenciam dos minimamente processados justamente pela adição sal, açúcar e gordura, visando aumentar a durabilidade de alimentos e também torná-los mais agradáveis ao paladar. Não envolvem muitos produtos químicos em sua composição. As técnicas de processamento desses produtos se assemelham a técnicas culinárias, podendo incluir cozimento, secagem, fermentação, acondicionamento de alimentos em latas e vidros. São facilmente conhecidos como versões modificadas do produto original. Embora mantenham a identidade básica e a maioria dos nutrientes do alimento do qual deriva, os ingredientes e os métodos de processamento utilizados na fabricação alteram de modo desfavorável a composição nutricional. A adição de sal ou açúcar, em geral em quantidades muito superiores às usadas em preparações culinárias, transforma o alimento original em fonte de nutrientes cujo consumo excessivo está associado a obesidade e outras doenças crônicas. Adição de açúcar ou óleo transformam alimentos com baixa ou média quantidade de calorias por grama (leite, frutas, peixe e trigo) em alimentos de alta densidade calórica (queijos, frutas em calda, peixes em conserva de óleo e pães).

Os alimentos ultra processados são reconhecidos facilmente numa breve consulta aos seus ingredientes. Quando verificado número elevado de ingredientes (frequentemente cinco ou mais) e, sobretudo, a presença de ingredientes com nomes pouco familiares e não usados em preparações culinárias (gordura vegetal hidrogenada, óleos inter esterificados, xarope de frutose, isolados proteicos, agentes de massa, espessantes, emulsificantes, corantes, aromatizantes, realçadores de sabor e vários outros tipos de aditivos).

Por que um alimento ultra processado é um combustível pior do que um alimento natural? Veja sua composição e compare. Se você come 100g ou 12 unidades de uma bolacha tipo cracker, está colocando 450Kcal em seu corpo, enquanto que 100g de maçã representam 56Kcal. O industrializado tem a chamada caloria vazia, vai te dar fome em breve sem alimentar.

Os alimentos ultra processados têm sempre alto teor de sódio, açúcar e gorduras, sendo pobres em vitaminas, minerais e fibras. Afetam negativamente a cultura, a vida social e o ambiente. Alimentos ultra processados tendem a ser muito pobres em fibras, o que decorre da ausência ou da presença limitada de alimentos in natura ou minimamente processados nesses produtos. Favorecem o consumo excessivo de calorias, "enganam" os dispositivos de que nosso organismo dispõe para regular o balanço de calorias. Esses dispositivos (situados no sistema digestivo e no cérebro) são responsáveis por fazer com que as calorias ingeridas por meio dos alimentos igualem as calorias gastas com o funcionamento do organismo e com a atividade física. Quando são "enganados", tendem a subestimar as calorias que provêm de alimentos ultra processados e, nesta medida, a sinalização de saciedade após a ingestão desses produtos não ocorre ou ocorre tardiamente. Podem comprometer os mecanismos que sinalizam a saciedade e controlam o apetite, favorecendo o consumo involuntário de calorias e elevam o risco de obesidade.

Hipersabor: os alimentos são formulados para que sejam extremamente saborosos, quando não para induzir hábito ou mesmo para criar dependência: presença de açúcares, gorduras, sal e vários aditivos.

A publicidade desses produtos chama a atenção para o fato de que eles são "irresistíveis".

Enfim, limite o uso de alimentos processados, consumindo-os, em pequenas quantidades, como ingredientes de preparações culinárias ou como parte de refeições baseadas em alimentos in natura ou minimamente processados. Faça de alimentos in natura ou minimamente processados a base de sua alimentação!

PRESTANDO ATENÇÃO NA COMPOSIÇÃO DOS ALIMENTOS

Como já foi dito mais acima, nosso organismo não enxerga os alimentos que comemos, e sim sua composição de macronutrientes, micronutrientes e água. Relembrando, macronutrientes são carboidratos (ou açúcares), proteínas e lipídios (ou gorduras). Micronutrientes são as fibras, as vitaminas e os sais minerais. A água dispensa maiores explicações.

E como sabemos a composição dos alimentos? Hoje em dia há muitas informações abertas ao público na internet. Em geral, é só digitar "composição nutricional alimento XXX" e vai encontrar. Os alimentos comercializados também precisam obrigatoriamente conter essas informações em seus rótulos. Então a partir de hoje, vale a pena dar uma olhada nos rótulos dos produtos que lhe servirão de alimento para ver que combustível você está colocando em seu corpo. Acha chato fazer isso? A escolha é sua, eu acho importante sim avaliar o que está colocando para dentro do seu corpo.

Olhando o rótulo de um alimento, minimamente deve-se atentar para a porção, valor energético, quantidade por porção e %VD.

Exemplificando, vamos à composição nutricional do famoso biscoito maizena. A composição varia levemente entre fabricantes, mas vamos a uma composição média.

A porção constante no rótulo é 30g, ou seja, consumindo 30g de biscoito maizena você estará consumindo as quantidades apresentadas no rótulo. Lembrando que um pacote de biscoitos maizena é comercializado com 200g, estamos falando de 15% de um pacote, ou 7 unidades do biscoito. Caso você coma mais, não esqueça de multiplicar proporcionalmente.

Em 30g de biscoitos maizena, você consome o valor energético de 136 kcal, contendo 22g de carboidratos, 2g de proteínas, 4,4g de gorduras totais (sendo 2,4g de gorduras saturadas), 1,1g de fibra alimentar e 147mg de sódio.

E a importância do %VD? Muito grande... É o percentual de valores diários, ou seja, quanto o consumo daquela substância representa no recomendado para o seu dia inteiro. É utilizada no VD uma dieta média de 2000kcal ou 8400kJ. Essa é uma dieta média, e os valores diários individualmente podem ser maiores ou menores dependendo de suas necessidades energéticas. Mas é uma boa base. Em geral quem se aproxima desses valores diários tem boa saúde. Exceções devem ser tratadas como exceções. Esses valores diários de referência são 2000kcal, 300g de carboidratos, 75g de proteínas, 55g de gorduras totais, sendo 22g de gorduras saturadas, 25g de fibra alimentar e 2400mg (ou 2,4g) de sódio, que vem oriundo do sal. Importante destacar que essa quantidade não se trata da ingestão do sal "NaCl" em si, mas da soma de todo o sal que consumimos já utilizado no preparo de alimentos, inclusive alimentos doces que levam sal.

Veja acima que comendo 30g de biscoitos maisena, que é doce, já ingerimos 147mg de sódio.

Vamos seguir com o exemplo do biscoito maizena em relação ao %VD? Comendo 30 gramas, ou 7 unidades, você atinge 6,8% das calorias recomendadas para seu dia, 7,33% da cota diária de carboidratos, 2,67% da cota diária de proteínas, 8% da cota diária de gorduras totais, 10,91% da cota diária de gordura saturada, 4,4% da cota de fibras e 6,13% da cota diária de sódio. Se você come um pacote inteiro no café da manhã, muito cuidado! Pode sobrar pouca folga para o resto do dia e você não conseguirá passar o dia sem se alimentar, fatalmente irá ultrapassar o equilíbrio.

O exemplo é interessante para demonstrar que não existem alimentos proibidos quando se trata de uma boa alimentação diária, você só terá que tentar ao longo do dia, na soma de tudo o que ingere, não fugir muito do %VD recomendado.

PROCESSO DIGESTIVO

A qualidade e padrão da dieta tem interferência na composição da microbiota intestinal, que por sua vez pode afetar a integridade da mucosa, modulação metabólica e regulação da adiposidade corporal.

Se nosso corpo é uma máquina, procure aprender sobre os fatores que determinam a microbiota intestinal, como idade (queda após 55 anos), tempo de trânsito intestinal, pH intestinal, disponibilidade de material fermentável, interação entre os componentes da microbiota, suscetibilidade a infecções/estado imunológico, status nutricional, uso de medicamentos (antiácidos, antibióticos, anti-inflamatórios).

Importante conhecer os grupos de bactérias, como as probióticas, que exercem efeitos benéficos sobre a saúde, as comensais, que podem ter ações que promovem o equilíbrio ou desequilíbrio das funções do trato gastrointestinal e as patogênicas, que podem causar doenças agudas ou crônicas. Suas toxinas podem lesionar a mucosa intestinal e são absorvidas para corrente sanguínea causando distúrbios.

COMPORTAMENTO ALIMENTAR

Comportamento alimentar são as ações em relação ao ato de se alimentar. Métodos, reações, maneiras de proceder com o alimento (como, com quem, onde e quando comemos).

Nossas ações dependem e influenciam nossos sentimentos e cognições. Para mudar comportamentos é preciso considerar os afetos e as crenças sobre comida. O primeiro passo para a mudança deve ser a consciência. É possível então, "romper" um hábito e fazer com que novos comportamentos possam emergir. É preciso mudar o comportamento para que ele se torne um novo hábito.

A disponibilidade e o acesso ao alimento em casa, as práticas alimentares e o preparo do alimento, influenciam o consumo alimentar da criança. A população infantil é, do ponto de vista psicológico, socioeconômico e cultural, influenciada pelo ambiente onde vive.

As preferências alimentares mudam em consequência de experiências e aprendizado. O gosto dos alimentos pode ser associado a situações boas ou não. Esta é, provavelmente, a base do "efeito de familiaridade".

Uma experiência positiva durante uma refeição pode induzir a preferência da criança aos alimentos, ao passo que uma experiência não prazerosa pode interferir negativamente na escolha dos alimentos.

Estudos demonstram associação positiva entre realizar refeições com a família e ingestão de alimentos saudáveis e associação inversa entre este comportamento e a ocorrência de excesso de peso.

Apontam, ainda, associação positiva do hábito de comer enquanto se assiste televisão com dietas menos saudáveis e com excesso de peso.

Pré-escolares (menores de sete anos) acreditam em todas as mensagens transmitidas pelas propagandas de televisão, e que, por isso, são os principais influenciados em relação ao consumo de alimentos não saudáveis induzidos pela mídia.

O ideal é comer para o bem-estar, ou seja, comer de forma flexível, individualizada, baseada nos sinais internos de fome e saciedade, necessidades nutricionais e prazer, em vez de um controle externo concretizado na forma de plano alimentar, com foco apenas na perda de peso.

A FISSURA POR PERDA DE PESO

Quando você começa a cuidar de sua alimentação, adquirindo novos hábitos, uma consequência natural será a perda de peso. É agradável ser elogiado por outros, e mesmo comentários com ponta de inveja não irão lhe preocupar.

Mas recomendo que não fique fissurado apenas em perder peso, o peso corporal é apenas um dos indicadores importantes, mas não é o único indicativo de saúde ou de doença. Deixe que sua mudança de hábitos produza resultados consistentes ao longo do tempo.

ENVOLVA SUA FAMÍLIA OU AS PESSOAS DE SUA CONVIVÊNCIA PRÓXIMA

Não somos uma ilha, isso é sabido. E dificilmente alguém fará uma mudança em sua vida sem apoio daqueles com quem convive. Principalmente em se falando de hábitos alimentares. O ideal é trazer o conhecimento e buscar em conjunto essa alimentação equilibrada, sem paranoias, logicamente.

Tente trazer a discussão para seu seio familiar sobre qual a importância da alimentação para vocês, quem prepara as refeições, qual a sua participação nisso, o que podem melhorar em conjunto.

ATIVIDADE FÍSICA (ESSA NÃO PODERIA FALTAR)

Estava demorando, não é? Mas realmente não pode faltar. Prometo que não irei me alongar nesse assunto. Só tenha em mente que nosso corpo não foi feito para ficar parado, senão enferrujamos. Como utilizamos muito a comparação com um veículo automotor, o que acontece com as engrenagens de um carro se o deixarmos muito tempo sem ligar e sem dar uma volta? Não vai ser bom. Com o nosso corpo é a mesma coisa.

Ninguém precisa e nem deve se tornar atleta da noite para o dia. Não suporta o ambiente de academia? Sem problemas. Arrume um jeito à sua maneira de incorporar hábitos que façam você se mexer. Seja estacionando seu veículo mais distante do trabalho e se forçando a ir à pé um percurso que você fazia, descendo alguns pontos de ônibus antes de chegar em casa, subindo escadas ao invés de pegar elevador, trocando pequenas atividades que fazia de carro por idas à pé, buscando um esporte que goste como futebol, natação, caminhada, mas enfim, se movimente pelo menos uma hora por dia. Existem vários aplicativos para smartphones que auxiliam nesse monitoramento.

CONGELAMENTO DE ALIMENTOS

Não tem muito tempo para preparar comida todos os dias ou mora sozinho e não vale a pena preparar pequenas porções? O congelamento de alimentos pode ser útil nessas situações.

Tenha em mente os pontos chave para uma alimentação segura, que são a boa higiene, separação dos alimentos crus dos cozidos, cozinhar muito bem os alimentos, evitar as temperaturas de risco (temperatura ambiente por mais de 30 minutos, ou temperaturas inferiores a 60°C e superiores a 4°C), fazer uso de água tratada e ingredientes seguros.

Congelar alimentos proporciona um melhor aproveitamento de tempo, maior economia no orçamento doméstico, além de ser sinônimo de vida moderna associada a uma alimentação sadia e nutritiva.

A qualidade do alimento depende não somente do frio em que é mantido como também da embalagem usada e da rapidez com que é congelado.

Com o congelamento de alimentos, você pode cozinhar apenas uma vez grande quantidade de alimentos, economiza comprando produtos da época a preços mais baixos e estocando-os por um longo prazo, oferece aperitivos, almoços, jantares, lanches, em aproximadamente 40 minutos, para visitas inesperadas, serve os alimentos sem que eles percam o sabor e as qualidades nutritivas, ou seja, ninguém percebe que foram congelados.

Lembre-se que os alimentos devem ser frescos, a embalagem deve ser manejada cuidadosamente, extraindo o ar, vedando e etiquetando cada uma. É recomendável congelar, apenas, porções ideais para a família. Preencha todos os espaços nas embalagens quando se tratar de alimentos sólidos e deixe dois dedos nas de alimentos líquidos. Não recongele os alimentos, pois isto implica a perda de sabor, cor e qualidades nutritivas. Identifique os colocados no freezer para evitar a abertura desnecessária das embalagens. É interessante anotar a data do congelamento.

Atenção: não podem ser congelados Saladas cruas, maioneses, gelatinas, ovos cozidos, batata inglesa, berinjela, abobrinha, manjares e cremes tipo mingau, pudins cremosos, creme de leite, carnes ao vinagre, iogurtes.

É essencial o uso de embalagens apropriadas para isolar os alimentos do ar seco e frio do freezer:

– Sacos plásticos incolores, próprios para congelamento

– Frascos de vidro com tampa em boas condições;

– Caixas plásticas maleáveis com perfeita vedação e que resistam à baixas temperaturas.

AUTOCUIDADO

Certamente você já ouviu aquela recomendação de comissários de bordo durante um voo de avião, para em caso de emergência com despressurização da cabine, colocar primeiro sua máscara, para depois colocar a de seu filho pequeno. É preciso estar bem para poder cuidar dos outros. Senão os dois podem sofrer as consequências.

Não deixe nunca de cuidar de si, e cuidar do que você coloca dentro de seu organismo é fundamental. Tenha em mente que a partir desse conhecimento, você terá que exercitar sua força de vontade, tomar ações, passar por mudanças de hábito, ter responsabilidade, disciplina, comprometimento, perseverança, motivação, criatividade, compromisso, em suma, amar a si mesmo...

Quem disse que seria fácil?

Mas garanto que vale a pena.

www.ingramcontent.com/pod-product-compliance
Lightning Source LLC
Chambersburg PA
CBHW032311240526
45464CB00023BA/2981